うつ病の完全な
治療回復は可能か

編
Mike Briley

監訳
山田和夫

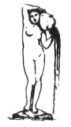

星 和 書 店

Seiwa Shoten Publishers

2-5 Kamitakaido 1-Chome
Suginamiku Tokyo 168-0074, Japan

Is Full Recovery from Depression Possible?

Edited by
Mike Briley

Translated from English by
Kazuo Yamada, M. D.

English edition copyright © Martin Dunitz Ltd 1999
First Published in the United Kingdom in 1999
by Martin Dunitz Ltd, The Livery House, 7-9 Pratt Street,
London NW1 0AE, England

Japanese edition copyright © 2005 by Seiwa Shoten Publishers

目 次

はじめに ……………………………………………………1
I. 何をもってうつ病が治ったとするか？……………3
　1．うつ病治療の時間的経過　4
II. うつ病の予後は？…………………………………6
　1．NIMH うつ病共同研究　6
　2．チューリッヒスタディ　7
　3．他の研究　9
　4．不十分な診断と不十分な治療の問題　9
III. うつ病の経過に影響する因子 ……………………13
　1．人口統計学からみた特徴　13
　2．疾患による影響　14
　　（1）以前のエピソードの回数　14
　　（2）単極性うつ病　15
　　（3）双極性うつ病　16
　　（4）残遺症状　17
　　（5）うつ病の家族歴　18
　　（6）コモビディティ　18
　3．治療による影響　18
　　（1）薬剤の選択　19
　　（2）投与量　19
　　（3）治療期間　20
　4．生物学的相関　21
　　（1）睡眠障害　21
　　（2）視床下部・下垂体・副腎軸の機能　22

Ⅳ．うつ病の長期治療 …………………………………… 23
　1．TCAs　23
　2．SSRIs　25
　3．他の薬剤　26
　4．リチウム　27
　5．長期治療中のコンプライアンス　28
　6．精神療法　29
Ⅴ．反復性うつ病の経済的問題 ………………………… 31
おわりに ……………………………………………………… 34
文　献 ………………………………………………………… 35
索　引 ………………………………………………………… 43
あとがき ……………………………………………………… 47
訳者一覧 ……………………………………………………… 50

はじめに

　うつ病治療は，初期の三環系抗うつ薬と比較して有効性が高く，忍容性に優れた新しい抗うつ薬の登場により，ここ20年間急速に進展しつつある（Montgomery, 1996, 1997a）。特に，最新の抗うつ薬の急性期治療における反応率は，プラセボが20〜30％であるのに対し，70〜80％にも達するようになった（Regier et al., 1988）。

　このような急性期治療における素晴らしい反応性がありながら，うつ病の長期治療効果は悪いままである。うつ病患者の15〜20％は慢性状態の経験があり，また反応性うつ病患者では，10年以上のフォローアップをすると80〜90％において再発がみられる（Angst, 1992; Keller et al., 1992; Surtess and Barkley, 1994）。

　急性期治療に反応して症状は軽減したように見えても，寛解はかなり後になったり，残遺症状が残ったり，再燃や再発を起こしたりすることも一般的である（Paykel, 1994; Angst et al., 1996; Montgomery, 1996, 1997a; Solomon et al., 1997）。このため長期的展望に立った治療アプローチが必要になる（Angst et al., 1996; Montgomery, 1996, 1997a）。

うつ病の急性期治療を行った後の予後がよくないということがわかってきた。このことから，抗うつ薬の治療をした場合にその効果が持続するのかどうかに関心が高まってきた。このことは，今まで無視されてきた問題である（Hirschfield, 1994; Montgomery, 1996, 1997a）。

　うつ病治療の効果的マネージメントには，初期治療と長期的な再発予防の両者が重要であることが明確になってきた。

Ⅰ．何をもってうつ病が治ったとするか？

　抗うつ薬による治療の長期的な有効性に関する研究は，その効果の評価が一致しないために難しいものとなっている。たとえば単一エピソードの再発なのか，新しいエピソードなのかを区別することは困難である。そうした経緯から英国精神薬理学会（British Association of Psychopharmacology）と国際神経精神薬理学会（Collegium Internationale Neuro-Psychopharmacologicum：CINP）の研究者らにより単極性大うつ病の評価に対する定義が提唱された（表１）（Frank *et al.,* 1991; Montgomery and Dunbar, 1993; Montgomery *et al.,* 1993a, b; Hirschfield, 1994; Bland, 1997; Montgomery, 1997a）。これらは治癒，再燃あるいは再発をうつ病の中心症状と関連させて定義している。寛解は完全な，あるいは部分的な症状の改善が認められた場合とし，治癒は寛解状態が決められた期間以上に続いた場合としている。症状の再度の悪化が治癒に至る以前（寛解期）に認められた場合はこれを元来のうつ病の再燃と定義し，治癒に至った後に悪化した場合は新しいエピソード（再発）と定義している。

表1
単極性大うつ病の転帰に関する用語 (Frank *et al.*, 1991; Montgomery and Dunbar, 1993; Bland, 1997, Montgomery, 1997a)

エピソード	疾患の診断基準を満たし，一定の日数以上に持続的にそれらの症状が続く期間
反応	部分寛解が始まった時点
部分寛解	症状が改善し，診断基準は満たさないが一部症状が続く期間
完全寛解	症状が改善し，もはや診断基準は満たさず，更には残遺症状もない（無症状）期間
回復	寛解が一定期間以上ずっと続いている状態（この用語は疾病よりもむしろエピソードからの回復を指している）
再燃	完全または部分寛解の期間に回復する前に再び診断基準を満たすような状態に戻ること
再発	回復している状態の時に再び新しい疾病エピソードが起こること

1．うつ病治療の時間的経過

　うつ病の治療は急性期，継続，維持（予防）療法の3つの要素から構成される（Kupfer, 1991; Montgomery and Dunbar, 1993）。急性期治療は通常6～8週間行い，この時期に薬への反応と症状の軽快をみる。

　継続療法期においては適正な治療が施されている限りにおいて症状の改善は持続する。この時期に投薬を減量すると症状の再燃を認めやすいことが指摘されている（Montgomery, 1996, 1997a）。抗うつ薬の減量開始早期に抑うつ症状の悪化を認めた場合，特にそれが継続療法期の初期の場合，それはうつ病が再発するよりも，より治療が不十分であることを意味する。継

続療法の期間を明確に決定することは難しいが，多くの研究者，専門家らは4〜6カ月は続けるべきだと考えている（Prien *et al.*, 1973, 1984; Prien and Kupfer, 1986; Montgomery and Dunbar, 1993; Montgomery *et al.*, 1993a, b）。

維持療法期の目的は再発を予防することであり，1年あるいはそれ以上続けられる（Hirschfield, 1994）。しかしながら，維持療法を3〜5年続けたあとでも維持療法の中止により高い率で再発する危険があることが示されている（Kasper, 1997）。

II. うつ病の予後は？

　過去 20 年間における臨床的，疫学的研究からうつ病は慢性・再発性の疾患であり，有効な急性期治療を行ったにもかかわらず，1 回だけのエピソードで終了し，再燃も再発も認めない患者は比較的まれである。おおよそ単極性うつ病の 80 ～ 90 %，双極性うつ病の 80 % が再発を経験している（Angst, 1992; Keller *et al.,* 1992; Surtess and Barkley, 1994; Angst, *et al.,* 1996; Solomon *et al.,* 1997）。

1．NIMH うつ病共同研究

　うつ病の心理生物学に関する NIMH 共同研究プログラムとは米国内のいくつかのセンターで継続的に行われている一連の研究である。初期の報告（Keller *et al.,* 1982a, b）では，大うつ病患者の大部分が急性期治療に反応したにもかかわらず，以下の結果が得られている。

- うつ病発症から1年以内に回復した患者はわずか50％である。
- 回復した患者のうち，30％が1年以内に再燃し，そのうち20％は翌年以降もそのままであった。
- 約21％の患者は2年以上うつが持続した。

最近では，患者431名の前向き追跡調査では，患者の12％は5年経っても回復しなかったと報告している（Keller et al., 1992）。回復した者のうち，50％がはじめの半年以内に回復し，その後回復率は下降した。回復の見込み率は治療当初の3カ月の15％から，3，4，5年の1〜2％まで減少した。こうした結果は，うつ病の良好な長期予後を保証するためには迅速で効果的治療が重要であることを示しているといえよう。

NIMH共同研究は，うつ病の予後の決定における合併症の重要性も明らかにした。うつ病患者596名の6年間にわたる追跡調査において，うつ病が再燃する可能性は物質依存，あるいは不安性障害などの合併している患者において増加した（Coryell et al., 1984）。全体として6年間の再燃率は34％であったが，薬物依存の既往のある患者で57％，恐怖症あるいはパニック障害のある患者では52〜53％，アルコール依存の患者では44％と高かった。感情障害以外の障害を伴う大うつ病患者における再発のリスクも高かった。

2．チューリッヒスタディ

チューリッヒスタディは，591人の若年成人（研究開始時の年齢が19〜20歳）を対象とした縦断的コホート研究である。25年のフォローアップ期間後，僅かに11％の患者が単一エピソードのままであり，13％は慢性的な経過をたどった（Angst et al., 1996）。さらに，大うつ病は自殺の高い危険性（全研究対象の13％）を伴っている。これは，長期にわたる

うつ病の最も悲惨な結果を示している。亡くなったうつ病患者のうち5分の1（20％，25/128）が自殺によるものだった。自殺者の率は，双極性うつ病においては若干少なかった（全研究対象の8％）。亡くなった双極性うつ病患者のうち14％（18/132）が自殺によった。

チューリッヒスタディではうつ病からの治癒を，全体的評価尺度（Global Assessment Scale：GAS）で61点を超え，5年を超える期間再発がない状態と定義している。(Angst *et al.*, 1996) この定義を用いると，70％以上の単極あるいは双極性うつ病患者がうつ状態から回復できずにいることになる。単極性うつ病から治療する割合は26％であり，一方双極性うつ病からの治療率は16％である。両方の疾患において，慢性化してしまう割合は同程度である：12～14％。

チューリッヒスタディでは，反復性短期うつ病をひとつの明白なサブグループとして認めている（Angst and Hochstrasser, 1994）。この状態は以下のように定義される。すなわち，憂うつ気分と興味の低下が存在し，9項目のうつ病症状のうち5項目を満たす状態で，その状態の持続が2週間以下であり，しかし1年間のうち少なくとも12回再発をみる。そして患者に著しい支障をもたらしている。チューリッヒスタディでは，1年にわたり存在する反復性短期うつ病の割合を5～9.5％と算定している（Angst and Hochstrasser, 1994）。7年間にわたるフォローアップにおいて，これらの患者のうち47％が反復性短期うつ病であるか大うつ病であるか，あるいはその両者となっていた（Clayton *et al.*, 1994）。これは，大うつ病患者の54％が，うつ病エピソードから7年以内にさらにうつ病エピソードの診断を受けているという結果と比較しうるものである。反復性短期うつ病は大うつ病に移行しうるものであり，悲惨な結果も起こしうる。例として，自殺の危険性はおおよそ14％であり，それと比較して大うつ病は21％，コ

ントロールは 3.5 % であった（Angst and Hochstrasser, 1994)。このことは，反復性短期うつ病の長期にわたる治療にも抵抗性を持つ症例が存在することを示唆している。

3．他の研究

これらの著名な研究以外でも，臨床研究の中で患者をフォローアップしていくことで，うつ病の長期予後に関する情報を得ている。これらの研究のメタ解析では，43 % の患者しか 1 年後まで寛解を保てていない。一方 26 % は再発し，15 % はうつ病エピソードが遷延している（Piccinelli and Wilkinson, 1994)。16 年のフォローアップに基づく研究では，20 % の患者が寛解を保っていた。しかし，3 分の 2 はうつ病のままであり，うつ病による入院や自殺の危険性が高かった（表 2）(Lee and Murray, 1988; Kiloh *et al.*, 1988)。

4．不十分な診断と不十分な治療の問題

長期に遷延するうつ病に関する報告は少ないが，可能な限り早期の診断と早期の治療が望ましいのは明白である。しかし，実際の臨床の場では，うつ病の診断と治療が不十分であることも事実である。

英国での研究によると，精神科の研究者が一般臨床家の診察を隣室で聞きながら診断をしたところ，うつ病に罹患している患者の 41 人中 24 人がうつ病であることを見逃された (Freeling *et al.*, 1985)。うつ病と正確に診断された患者に比べ，これらの患者は，中等度のうつ病に長期に罹患している傾向があり，これらの患者の 30 % に身体的疾患がみられることが関与していると思われる。最近，Perez-Stable ら（1990）が，265 人の内科外来患者について，内科医のうつ病の診断

表2
16年にわたるうつ病治療の転帰（Paykel, 1994）

結果	Lee and Murray（1988）	Kiloh *et al*（1988）
最初のエピソードによる4カ月以内の入院	80％	80％
自殺（またはおそらく自殺）	10％	7％
再入院	62％	56％
―最初の入院	51％	47％
―2回目以降の入院	75％	68％
全般改善度		
回復し，良い状態のまま	18％	20％
回復後，2回以上のエピソードあり	63％	63％
慢性的状態または自殺	19％	17％

と，Diagnostic Interview Schedule（DIS）により標準化した診断とを比較した。DIS基準によりうつ病と診断された患者のうち，内科医が正確に診断できたのは僅か36％に過ぎなかった。これらの研究は，うつ病の診断を習熟するための教育を開始することが強く望まれている，ということを示唆している。

うつ病の診断が正しくなされない要因のひとつに，内科医がさまざまな理由で他の診断名をつけているという事実がある（Rost *et al.*, 1994）。444人のプライマリーケア医に対する調査では，50％の医師が大うつ病の患者に別の診断名をつけていると報告している。別の診断名をつける理由は以下のようである。

- 診断がよくわからない（46％）
- うつ病治療にかかる費用の保障の問題（44％）
- うつ病という屈辱が患者の回復を妨げるのではないかという恐れ（21％）
- 診断を受け入れる患者の不快感（12％）

診断が正しくなされたとしても，うつ病治療が臨床的に不十分であることが多い。実際，適切に治療されることは通例的なものというより例外的なものであるということが示唆された（Rush and Thase, 1997）。この問題の大きさが，最近，6カ国の成人7万8,463人を対象に行われた，ヨーロッパ社会におけるうつ病調査研究（the Depression Research in European Society：DEPRES）による，うつ病の罹患率と影響についての調査によって注目されている（Lépine et al., 1997）。この調査によると，69％のうつ状態の患者および59％の大うつ病の患者が，プライマリーケア医を頻回に受診しているにもかかわらず，薬理学的治療を全く受けていなかった。また，もし薬物療法が指示されたとしても，そのほとんどが不十分であった。31％の患者が薬物療法を受けるが，抗うつ薬を処方されたのはそのうち僅か25％の患者である（うつ状態の患者のうちおよそ8％ということになる）。さらに，抗うつ薬を処方された患者のうち多くは，適切な量が使われなかったり，十分な期間治療を受けられなかったりしている。

他の研究では，維持療法がしばしば不適切であることが示された。投与量が不十分で，期間も十分ではないため，結果的に不十分な反応しか得られない（Rush and Thase, 1997）。イミプラミンの標準量（200mg）とその半量を少数の反復性うつ病患者に3年にわたって投与する，二重盲検比較試験が行われた（Frank et al., 1993）。十分量による治療は，半量による治療に比べ，維持療法においてより優れた効果を発揮できた

（P=0.07）。最近の英国のプライマリーケア医を受診した約100万人のうつ病患者に対する調査では，三環系抗うつ薬（TCAs）で治療された患者のうちたったの23％しか十分な量のTCAs（少なめに見積もっても1日125mg以上と定義される）を使われていなかったという（Donoghue and Tylee, 1996）。それに比べ，選択的セロトニン再取り込み阻害薬（SSRIs）などの忍容性の高い薬剤によって治療された場合，より適切な量を使われている，すなわち，これらの薬剤で治療されている患者の90％以上が推奨される用量を与えられている，ということになる。これらの知見は，長期間の治療において寛解をより良く維持していくために，適切な治療用量と定期的な再評価が大切であるということを示唆している。

Ⅲ. うつ病の経過に影響する因子

　うつ病治療に対する反応性や長期経過には多くの因子が関与している（表3）。これらには人口統計学からみた特徴，うつ病の臨床的位置づけ，用いた治療法，不眠などの神経生物学的なうつ病との関係が含まれる（Kasper, 1997）。

1．人口統計学からみた特徴

　NIMH共同研究プログラムのデータは，うつ病発症年齢が若年であることが再発のリスクを増すことに関係することを示している（Coryell et al., 1991）。同様のことが臨床試験でも報告されてきた（Giles et al., 1989）。しかし，治療経過の無作為試験では発症年齢と再発の間に関係は見られない（Frank et al., 1990）。

　Bauwensらは社会心理的な因子と，単極または双極性うつ病患者の経過との関係について研究を行った（1994）。すべての患者に対し，症状を安定させるため，研究開始前に6カ月間の治療（単極性うつ病の患者ではTCA，一方双極性うつ病の患者ではリチウムを投与）を行った。両群とも仕事への順応度

表3
治療の結果と反応に影響する要素

人口統計学上の差異	疾患の差異
年齢	過去のエピソードの回数
社会心理学的な要素	単極性か双極性か
	残遺症状
治療上の差異	家族歴
薬物と投与量の選択	合併症
治療期間	
精神療法に対する薬物療法	**生物学的な相関**
	睡眠障害
	視床下部下垂体-副腎軸の障害

は結果に大きく影響する因子の1つであった。単極性うつ病患者において夫婦間の調整がうまくいかなかったことが再発のハイリスクに関係していた。しかしうつ病再発とライフイベントには関連がみられなかった。双極性うつ病患者において，社会生活やレジャーでの活動の制限，自尊心の低さが再発に大きく関与している。

2．疾患による影響

(1) 以前のエピソードの回数

いくつかの研究でうつ病の再発のリスクが以前のエピソードの回数と関係することが示されている (Angst *et al.*, 1973; Angst, 1990; Maj *et al.*, 1992; Lavori *et al.*, 1994; Kasper, 1997)。再発のリスクは単一エピソードの患者では50％未満，2つのエピソードを持つ患者では50〜90％，3つ以上のエピソードを持つ患者では90％以上である (Angst *et al.*, 1973;

Lavori *et al*., 1994)。初回エピソードの患者でも適切な治療がされていない場合に再発する。アミトリプチリン対プラセボの比較試験において、プラセボを服用した患者の再発率は、うつ病の既往がある患者が 55 ％だったのに対し、初回エピソードの患者は 46 ％であった（Mindham *et al*., 1973）。

　うつ病エピソードの回数に加え、エピソードの間欠期の長さも長期治療に臨床的に関係している（Zis and Goodwin, 1979; Keller *et al*., 1983; Kasper, 1997）。いくつかの研究では、エピソードから次のエピソードまでの期間が徐々に縮まってくることが示唆されている（Zis and Goodwin, 1979; Keller *et al*., 1983; Solomon *et al*., 1997）。特に、初回と 2 回目のエピソードの間の寛解期間が、次のエピソードまでの期間より長い傾向がある（Keller *et al*., 1983; Solomon *et al*., 1997; Kasper, 1997）。以上より、次のエピソードを防ぎ、長期の回復期を確保するためには初回エピソードの効果的な治療が重要であることがわかる。

（2）単極性うつ病

　単極性うつ病は双極性うつ病よりも再発が少ない（National Institute of Mental Health/National Institute of Health, 1985）。しかし、リスクはコモビディティ（以下（6）参照）や慢性的な感情症状の出現によって増加する。臨床試験は、抗うつ薬が単極性うつ病患者の再燃予防に効果的であることを示している（表 4）（Prien *et al*., 1973, 1984; Montgomery *et al*., 1988; Georgotas *et al*., 1989; Frank *et al*., 1990; Robinson *et al*., 1991; Montgomery and Dunbar, 1993; Guelfi *et al*., 1994; Kasper 1997）。リチウムは単極性および双極性うつ病患者に対し有効である（Prien *et al*., 1973）。

表4
抗うつ薬とリチウムの臨床試験における1年再燃率（Kasper, 1997）

	薬　物	1年再燃率（%）
リチウム vs. プラセボ		
双極性うつ病	リチウム	20
	プラセボ	73
単極性うつ病	リチウム	22
	プラセボ	65
抗うつ薬 vs. プラセボ		
双極性うつ病	抗うつ薬	65
	プラセボ	68
単極性うつ病	抗うつ薬	35
	プラセボ	67

（3）双極性うつ病

　双極性うつ病患者は再発のリスクが高く，うつ病期における精神症状進行のリスクが高い（National Institute of Mental Health/National Institute of Health, 1985）。同様に，うつ病エピソードを持つ軽躁病患者は，明らかな躁病の既往がなくとも，再発のリスクがある。臨床試験で抗うつ薬が双極性うつ病患者には再発防止に限界があることが示されてきた（表4）。イミプラミンを用いた治療は続発する躁病の発現のリスクを上げる（Prien et al., 1973）。リチウムは双極性うつ病患者に有効であることが示されてきた（Prien et al., 1973）。リチウムでの治療歴がある双極性うつ病患者は，イミプラミンやプラセボを投与された群と比較して躁転が圧倒的に少ない（Prien et al., 1973）。リチウムは躁，うつ，両方の相にプラセボを超える効果があった。しかし，最近のデータでは臨床現場でリチウムの使用を制限している要因は，その忍容性の低さだと指摘してい

る (Maj *et al.*, 1998; Silverstone *et al.*, 1998)。

(4) 残遺症状

　ハミルトンの抑うつスケール (HAM-D) で 7 ～ 10 点に相当するような残遺症状は，抗うつ薬による治療開始 1 カ月間によくみられる (Doogan and Caillard, 1992; Claghorn and Feighner, 1993; Montgomery and Dunbar, 1993; Rush and Thase, 1997; Stewart *et al.*, 1998)。この症状は，患者を失望させ，正常な機能を悪化させる。例えば，仕事への意欲の消失や苦悩などの職業上の不具合は，感情障害の症状が軽快した後も，患者のおよそ 3 分の 1 で報告されている (Fawcett and Barkin, 1997)。長期予後を決定する上でこのような残遺症状が重要であることは Favavelli らの研究により強調されている (1986)。この研究では単極性うつ病の 101 人中 51 人の患者が 1 年以内に再燃している。このような患者は，寛解状態にある患者よりも残遺症状が高レベルであり社会的な適応が上手くいっていない。このことは，ある種の患者では症状の寛解が病気の回復に結びつかないことを示唆する。したがって，無症状の抑うつ状態は，社会活動を制限し，再発のリスクも高める (Favavelli *et al.*, 1986)。Paykel (1998) による大うつ病 64 名の継続的な研究では，大うつ病から寛解した 32 ％の患者が，寛解期においても残遺症状 (HAMD スケール＞ 8 点) を認めていた。その症状は軽度ながら，病型としては典型的で，主な生物学的兆候を欠いていた。病初期のうつが重症であった患者は，病初期のうつが重症でなかった患者に比べて残遺症状を有する傾向がみられた。Paykel (1998) は残遺症状が，病気の再燃を予測する重要な因子であることを発見し，大うつ病の患者を診療するときには，残遺症状に注意を払うように推奨している。

（5）うつ病の家族歴

うつ病の家族歴があると再発や再燃が起こりやすくなるという証拠がある（Kasper, 1997）。例えばとある研究結果では，両親が2回以上のうつ病エピソードを経験した患者はそうでない患者に比べてうつ状態からの回復が遅く，2年後には両親が2回以上のうつ病エピソードを経験した患者は30％以上がうつ状態にとどまるのに対して，そのような家族歴のない患者のほとんどは回復していた（Wells *et al.,* 1992）。同様にアルコール依存症や反社会的人格障害の家族歴を持つ患者は，そのような家族歴を持たない患者に比べて再発の危険がより高かった（Kasper, 1997）。

（6）コモビディティ

上述したように，NIMHの共同研究プログラムの結果，不安性障害や物質乱用歴があるうつ状態の患者においては再燃の危険が増加していた（Coryell *et al.,* 1984）。同様の研究では，うつ病単独で発症するよりも，うつ病に感情障害以外の障害が伴っていたときのほうが，再燃しやすいことがわかった。NIMHの共同研究プログラムを2年間追跡調査したところ，大うつ病のみに罹患した患者の78％が寛解していたのに対して，重複うつ病（大うつ病と小うつ病）では39％が寛解したに過ぎない（Keller *et al.,* 1983）。同じ研究の中で，58％が大うつ病からは回復したものの慢性的な小うつ病からは回復せず，3％は回復しなかった。

3．治療による影響

長期間の抗うつ薬による治療は，単極性うつ病の再燃・再発を防ぐのに有効であることがはっきりと示された（Prien *et al.,* 1973, 1984; Montgomery *et al.,* 1988; Georgotas *et al.,*

1989; Frank *et al.,* 1990; Robinson *et al.,* 1991; Doogan and Caillard,1992; Claghorn and Feighner; 1993; Montgomery and Dunbar, 1993; Guelfi *et al.,* 1994; Montgomery, 1994; Kasper, 1997)。最良の結果を得るために，薬剤の選択や投与量や治療期間に慎重な注意が払われなければならない。

（1）薬剤の選択

　三環系抗うつ薬（TCAs）と選択的セロトニン再取り込み阻害薬（SSRIs）の長期間の研究によって，2種の薬剤は同等の効果があることが示された（Prien *et al.,* 1973; Doogan and Caillard, 1992; Claghorn and Feighner, 1993; Montgomery and Dunbar, 1993; Montgomery, 1994, 1997a; Kasper, 1997)。しかし，副作用は治療において服薬の中断が起こる主な原因であり，TCAsよりも忍容性に優れた薬品が長期治療には好ましい（Montgomery and Dunbar, 1993; Montgomery and Kasper, 1995; Frank, 1997; Montgomery, 1997a)。SSRIに加えてミルナシプラン（Moret *et al.,* 1985）のような他の受容体への親和性が小さい，セロトニン・ノルアドレナリン再取り込み阻害薬（SNRIs）は，適切な選択肢になるであろう。異なるタイプの抗うつ薬を用いた長期間の治療経験について後述する。

（2）投与量

　いったん抗うつ薬の効果が得られた後，再燃を予防するためには最大量の抗うつ薬を投与するべきなのか，低めの「維持量」で十分なのかは多くの議論がなされてきた（Kasper, 1997; Montgomery, 1997a)。薬剤減量の利点として副作用の軽減およびコンプライアンスの改善が見込まれるが，治療が不十分になる危険と比較検討しなければならない。抗うつ薬の減量はしばしば，経験に基づく地固め療法として行われる。プラセボに反応した患者について再発予防には低用量で十分だとす

る設定法は，実際のプラセボ効果が観察された群においては可能である。

いくつかの研究では，治療用量が再発率の低下に結びつくことを示している（Peselow *et al.,* 1991; Rouillon *et al.,* 1991; Montgomery *et al.,* 1992; Frank *et al.,* 1993）。Rouillon の研究では，1,141人のうつ病の外来患者が無作為に2群（マプロチリン 75mg と 37.5mg）及びプラセボ投与群に振り分けられた。いずれの用量も再燃を抑える上で，プラセボよりも上回っており，高用量は低用量より効果的だった。シタロプラム の 20mg と 40mg を比較する二重盲検試験の結果では，長期治療過程で再発を防ぐことにおいていずれの用量も同様に効果的だった（Montgomery *et al.,* 1992）。しかし，40mg 反応群が，低用量でも同様に良好であったかは判定されていない。したがって，いったん患者が急性期の用量に反応した後，シタロプラムの用量を減ずることは推奨されていない。Frank ら（1993）は，少数の周期性うつ病患者について，イミプラミン 200mg と半量（100mg）を投与し3年間その効果を比較した。十分な投与量は，半量投与よりも予防的に大きな効果があったと関連づけられた（P = 0.07）。それゆえ最適な結果を得るためには，急性期の治療に用いられた用量が維持療法期間においても維持されるべきであることが明らかになった（Kasper, 1997; Montgomery, 1997）。副作用におけるコンプライアンスの低下を減少させるため，忍容性の高い薬剤が奨励される（Kasper,1997; Montgomery, 1997a）。

（3）治療期間

個々の患者における治療期間の長短は，過去に何回エピソードがあったか，うつ状態でどの程度の不具合をこうむるか，再燃の可能性，薬物の副作用の危険性など多くの因子に依存している（National Institute of Mental Health/National Institute of

Health, 1985)。予防的治療の期間を考慮する上で，再発のリスクがどのくらいの期間にわたって消失しているかである (Montgomery, 1997a)。

プラセボ対照の継続治療の最長データから示唆されることは，予防的な治療が成功した場合においても再発のリスクが残存していたことである (Kupfer et al., 1992)。この研究にはイミプラミンによる3年間の効果判定を終了した20名の周期性うつ病患者が含まれていた。イミプラミンによる積極的な治療は，少なくとも3年間は再発予防に有効であり，また，2年半周期より頻繁にうつ病エピソードを有する患者は，少なくとも5年間は予防治療による恩恵を受けた (Kupfer et al., 1992)。プラセボ群における再発率（2年で 6/9）は研究当初と同程度であったのに対して，イミプラミン群における再発率（2年で 2/11）は2年間の研究期間を通じて低くとどまっていた点も注目すべきである。

4．生物学的相関

(1) 睡眠障害

うつ病患者には様々な睡眠パターンの変化が起こる (Kasper, 1997)。2回目のレム睡眠中に対する，初回レム睡眠中の平均デルタ波数の比率（デルタ波率）は，デルタ睡眠率と定義され (Kasper, 1997)，うつ病の再発しやすさを予測するものと報告されている。ある研究では，デルタ波率が 1.1 以上の患者では再発までの平均期間がおよそ 96 週間であったのに，1.0 以下では 50 週であった (Kupfer et al., 1990)。

ある最近の研究では，うつ病患者の睡眠パターンと精神療法の効果との関係を調査している (Thase et al., 1997)。異常な睡眠パターンを持つ患者は，正常な睡眠パターンの患者より寛解率が低いが，精神療法に薬物療法を加えると，睡眠の障害を

持つ患者の 75 ％が寛解を経験する。

（2）視床下部・下垂体・副腎軸の機能

　視床下部・下垂体・副腎（HPA）軸の異常はうつ病患者によく見られる（Holsboer and Barden, 1996）。およそ 30 〜 50 ％の患者が HPA 軸の過活性を示し（O'Toole et al., 1997），有意な数でコルチコトロピン放出ホルモン（CRH）かデキサメサゾンに対する分泌反応が鈍くなる。（Hosboer and Barden,1996）。いくつかの小規模研究で，うつ病患者における HPA 軸の予測上の価値を調べている。

　O'Toole ら（1997）は，大うつ病の 35 例について HPA 軸の活性と治療効果との関係を研究した。症状をコントロールするために薬物療法継続を必要とした 26 例は，寛解を維持した 9 例より，ベースラインにおける血中コルチゾール濃度が明らかに高く，副腎皮質刺激ホルモン（ACTH）への反応が明らかに大きかった。これらの結果から，HPA 軸の活性を測定すると，再発のリスクのある患者の薬物療法継続の必要性を予測しうることが示唆された。

　類似の研究では，リチウムで治療された 42 例の双極 I 型障害患者において CRH に対する反応と治療効果との関係を調査した（Vieta et al., 1997）。6 カ月以内に再燃した患者は，再燃しなかった患者に比べて，CRH に対する ACTH 分泌の増加が少なかった（4.7pg/ml 対 22.4pg/ml, $P<0.001$）。回帰分析では，CRH に対する ACTH の反応だけが，これらの患者の再燃を予測する因子であった。さらに大うつ病患者 40 例を対象とした最近の研究からも CRH 試験で予測できるという結果が得られた（Zobel and Yassouridis, 1997）。デキサメサゾン抑制と CRH 刺激を組み合わせた後の血中コルチゾールの反応はうつ病患者では最初強くなるが，抗うつ薬治療中は正常に戻る傾向にあった。

Ⅳ. うつ病の長期治療

うつ病の再燃や再発を防ぐ維持療法において，TCAとSSRIの両方が効果的であることが示されている。さらに，より新しい抗うつ薬も長期治療に有用かもしれないと示唆される証拠が蓄積されている。

1．TCAs

TCAの主な長期にわたるプラセボ対照試験は1970〜80年代に行われた。それぞれの研究で発表された数値は異なるものの，これらの研究やメタアナリシスの全体的な結果から，再燃や再発はTCAで治療された患者のおよそ20％，プラセボを投与された50％で起こることが示唆されている（Mindham *et al.*, 1973; Mindham, 1981; Prien *et al.*, 1984; Frank *et al.*, 1990, 1993; Kupfer *et al.*, 1992; Davis *et al.*, 1993）。反復性うつ病の患者で予防法にアミトリプチリンとイミプラミンが有効であるという結果を複数の研究が示している（Mindham *et al.*, 1973, 1993; Mindham, 1981; Prien *et al.*, 1984; Frank *et al.*, 1990, 1993; Kupfer *et al.*, 1992）。128例を対照としたイミプ

ラミンの長期試験では,最高用量で最高5年間の維持療法が大うつ病の再燃と再発を防ぐのに効果的であることが示された (Frank et al., 1990, 1993; Kupfer et al., 1992)。Mindham らによる研究では,6カ月の観察期間に再発したのは,プラセボを投与された患者では50%であったのに対し,アミトリプチリンかイミプラミンを投与された患者ではおよそ4分の1 (22%) であった (Mindham et al., 1973; Mindham, 1981)。うつ病が寛解した場合より残遺症状がある場合のほうが,継続療法中に実薬の効果がより高かった。

　大規模研究(単極性うつ病343例)で,早期に再発する危険の高い患者群について2年間にわたってイミプラミンとリチウムおよび両者の併用効果をプラセボと比較した (Prien et al., 1984)。その結果,イミプラミン群41%,イミプラミンとリチウム併用群31%,リチウム群51%,プラセボ群71%にうつもしくは躁のエピソードが生じた(プラセボ対イミプラミン,対イミプラミン+リチウム,P < 0.05)。うつ病の再発を防ぐにはリチウムよりイミプラミンが効果的であることがわかった。対照的に,少なくとも2年間続く非定型うつ病でイミプラミンかフェネルジンによる治療中に改善した患者では,6カ月以上にわたると,イミプラミンはフェネルジンより効果的でないことが最近の研究で示された (Stewart et al., 1997)。6カ月間安定していた患者を,その後6カ月間同じ薬物かプラセボに無作為に振り分けた場合の再発率は,フェネルジン群23%,イミプラミン群41%,イミプラミンからプラセボに切り替えた群47%,フェネルジンからプラセボに切り替えた群87%であった。

　無作為プラセボ対照の研究では,2年間の再発率は,プラセボ群52%に対し,デシプラミン維持療法群11%であった (Kocsis et al., 1996)。完全寛解で維持療法に入ったか,研究開始で純粋な気分変調症か重複うつ病であった患者では,デシ

プラミンはプラセボより有意に効果的であった。

2．SSRIs

　SSRI を用いての，小規模長期治療トライアル結果は，持続的な積極的治療はプラセボ群と比較しうつ病の再発および再燃に対し効果的であった（Bjork, 1983; Montgomery *et al.,* 1988, 1992,1993; Doogan and Caillard, 1992; Claghorn and Feighner, 1993）。サートラリンは急性期または慢性期どちらの大うつ病にも効果があることが示されている（Doogan and Caillard, 1992）。8 週にわたる急性期治療に引き続いて行われたサートラリンを用いての 44 週の維持療法での試験では，サートラリン群では 44 週後でも 87 ％が再発や再燃がなく経過していたのに対し，プラセボ群はわずか 54 ％であった（Doogan and Caillard, 1992）。ただし，著者らが再燃と再発を区別していないことは注意する必要がある。

　パロキセチンを使用した再燃予防療法と再発予防療法の研究では，遷延したうつのマネージメントで予防的薬剤としてのパロキセチンを支持する結果となった（Montgomery and Dunbar,1993）。最初の 16 週は再燃の予防と位置付けられ，パロキセチン投与群 68 名中 2 名がこの期間に再燃を来し，プラセボ群 67 名中 13 名がこの間に脱落した（P ＜ 0.01）。17 〜 52 週では，再発予防が治療目標とされた。この期間に，パロキセチン群の 66 名中 9 名が再発または脱落し，プラセボ群では 54 名中 16 名に生じた（P ＜ 0.05）。1 年後，パロキセチン群はプラセボ群と比較して，再燃・再発が有意に遅れた（P ＜ 0.001）。1 年間で，うつ病の再発および脱落した患者はプラセボ群が 43 ％であるのに対し，パロキセチン群はわずか 16 ％であった（P ＜ 0.01）。

　同様の結果が Claghorn と Feighner ら（1993）によって行

われた，6週間完全に急性期治療をなしえた患者によるパロキセチンとイミプラミンを用いた1年にわたる二重盲検比較試験でも得られている。全体で，再燃・再発率はパロキセチン群15％，イミプラミン群4％，プラセボ群25％であった。パロキセチン群に比べてイミプラミン群では，副作用のため早期に脱落した患者が約2倍であったことは注目すべき点である。

　フルオキセチンの単極性うつ病の予防効果についてはプラセボ比較試験がなされている（Montgomery et al., 1988）。多施設研究で，フルオキセチン40mgを投与されていた患者の26％（23/88）では1年以内に新たなうつ病エピソードを経験したがプラセボ群（54/94）は57％であった。この違いは統計的に有意である（P＜0.001）。これらの研究はフルオキセチンが単極性うつ病の完全寛解から少なくとも1年以内に再発する可能性を軽減することを確認したものといえる。

　いくつかの研究や臨床経験によりフルオキセチン20mg/日の用量は有害事象がほとんどなく，高用量と同等の効果があることが示されている（Wernicke et al., 1987, 1989）。Montgomeryらの研究（1988年）でフルオキセチン40mg/日の予防効果のエビデンスが示されているが，著者は低用量（20mg/日）でも予防効果を持つと期待する。

3．他の薬剤

　ミルナシプランは事実上レセプターへの結合能を有しない，セロトニンとノルアドレナリンの選択的取り込み阻害薬である（Moret et al.,1985）。大うつ病患者での臨床研究では，ミルナシプランはTCAと同等の効果を示し（Kaspér et al.,1996），SSRIよりも有意に効果が高かった（Lopez-Ibor et al., 1996）。165名，平均治療期間149日のミルナシプランを用いた早期治療プラセボ比較研究において，プラセボ群では18％の症状

悪化による脱落があったのに比べ、ミルナシプラン群のそれはわずか6％であった（Lecrubier *et al.*, 1996）。現在までのミルナシプランの使用経験によれば、ミルナシプランはうつ病の長期治療に効果的といえる。さらに、ミルナシプランは、忍容性がSSRIと同等でTCAよりも優れており、長期投与に非常に優れているといえよう（Montgomery *et al.*,1996a）。

ネファゾドンは$5-HT_2$レセプター阻害活性を持つ、セロトニンの選択的取り込み阻害薬である。今日までの当薬剤の使用経験では、再燃の割合がプラセボ群よりも有意に低く、イミプラミンと同等であることを示唆する（Anton *et al.*, 1994）。

ミルタザピンは中枢のオートあるいはヘテロα_2レセプターを阻害することでノルアドレナリンとセロトニン系の神経伝達を増加させる抗うつ薬である（Davis and Wilde, 1996）。長期投与における寛解率はTCAと同等であると報告されている（Davis and Wilde, 1996）。

4. リチウム

双極性うつ病の長期的治療におけるリチウムの有効性については、統一した見解はなされていない（National Institute of Mental Health/National Institute of Health,1985; Prien *et al.*, 1984; Maj *et al.*, 1998; Silverstone *et al.*, 1998; Tondo *et al.*, 1998）。14にのぼる研究によれば、リチウムの使用により再発率はプラセボのおよそ50％まで減少し、再発してもより軽症で済む傾向があるという（National Institute of Mental Health/National Institute of Health,1985）。しかしながら年間3回以上のエピソードを繰り返す患者においては効果に乏しい傾向が見られる。米国精神保健研究所共同研究グループ（NIMH Collaborative Study Group）によって、双極性うつ病の再発予防に対するリチウム、イミプラミン、リチウムとイミプラミン

の併用による有効性の比較検討がなされたが，リチウム単独およびリチウムとイミプラミン併用群はイミプラミン単独に比し躁病相の予防において効果で優っており，うつ病相の予防においては同等に有効であった（Prien et al., 1984）。併用療法はリチウム単剤と有効性においては同等であった。

　最近のレトロスペクティブな研究によれば317名の双極性うつ病の患者のうち，特に双極Ⅱ型において躁，うつ病相の発現を減じることに平均6.35年有効であった（Tondo et al., 1998）。しかし，他の2つのプロスペクティブな研究によれば，リチウムは臨床研究で見られるよりも実際の臨床の場では効果に乏しいこと，副作用により多くの脱落例が出るため，その予防効果には限界があることが指摘されている（Maj et al., 1998; Silverstone et al., 1998）。リチウムに忍容性のある患者はその恩恵を受けられるが，これらは自己選択による一群である（Maj et al., 1998）。

5．長期治療中のコンプライアンス

　うつ病の長期治療中に服薬コンプライアンスの悪化がしばしば認められる（Maddox et al., 1994; Paykel, 1995; Montgomery, 1997a）。そしてこれが予後不良の主な原因となっている。考えうるコンプライアンス不良の要因を表5に挙げた。これらの多くは患者の薬物療法への姿勢はもちろんのことであるが，うつ病の本質と治療への理解とも関連している。例えば，うつ病についてスティグマが存在するという患者の共通認識が薬物療法への否定的姿勢を導く可能性があり，コンプライアンスの不良につながることがある。この問題の克服には，よりいっそうの患者および家族への教育が不可欠であり，理想的には専門家，患者および家族のすべてが参加した1つのチームによるアプローチを必要とする（Frank, 1997）。

表 5
抗うつ薬治療におけるコンプライアンス不良の要因（Rush and Thase, 1997; Frank, 1997）

- うつ病の本質と治療への知識不足
- 治療への否定的姿勢
- 薬物の副作用への不安
- 心理社会的なサポートの欠如
- 経済的困難をもたらす収入の欠如

抗うつ薬で起こりうる副作用への不安はコンプライアンス不良の共通の要因である（Montgomery and Kasper, 1995; Frank, 1997）。これは下記のような方法で対応されうる。

- 患者に対し，口渇のような軽微だがわずらわしい副作用と TCA による心毒性のような重篤な副作用の差異について教育する
- いかなる副作用の対応にも細心の注意を払う（Frank, 1997）

SSRI やミルナシプランのような好ましいプロフィールを持った抗うつ薬は長期間の治療におけるコンプライアンスの向上の点で TCA よりも優位であるといえよう。

6．精神療法

うつ病の長期治療における，認知，対人，行動精神療法の意義は，この領域での比較研究が極めて少ないためいまだ明確ではない。過去の研究では単極性うつ病の薬物療法と比較して精神療法の効果は劣るとされている（Klerman et al., 1974; Frank et al., 1990）。比較研究の結果からは，うつ病の再発予防における精神療法の意義はこれまでに実証されていない

(Agosti and Ocepek-Welikson, 1997; Appleby et al., 1997)。また自殺の危険性が高い患者に対して行われる一般的な治療と比較して，精神療法は自殺企図を有意に増加させてしまうことも指摘されている（Montgomery, 1997b）。

V. 反復性うつ病の経済的問題

　うつ病の反復性と機能低下をもたらす性質は保険財源に多大な出費をもたらす。うつ病と診断された患者は，抗うつ薬で治療されているかいないかにかかわらず非うつ病患者よりも多くの保険財源を利用する。うつ病患者における慢性疾患の合併率の高さは，この違いを部分的に説明するに過ぎない（Simon et al., 1995）。直接費の大部分は患者のうつ病による自殺の危険性を長期にマネージメントするための入院費である（Montgomery, 1997a）。さらに，直接的な治療費用に加えて，患者側の問題として（そして，程度は少ないにしても彼らの家族も），うつ病は重大な生産性の喪失を伴うので，社会に対する経済的費用は莫大なものになる。

　ヨーロッパにおけるうつ病の経済的影響の検討は DEPRES 研究によって行われた（Lépine et al., 1997）。この研究によれば，大うつ病患者のプライマリーケア機関の利用は著明に増加していた。大うつ病患者群は，非うつ病群に比較して過去6カ月間に約3倍多くプライマリーケア医を受診していた。また，小うつ病や，うつ状態の患者よりも多く受診していた。さらに，大うつ病と小うつ病患者は，うつ状態や非うつ病群に比較

して，失業日数が多かった。同様に，ノースカロライナにおける医療地域疫学研究（Epidemiologic Catchment Area Study）で2,980人の患者を1年間追跡した結果，大うつ病患者では約5倍の障害が認められた（Broadhead *et al.*, 1990）。これらの研究ではヘルスケア機関の利用や生産性の喪失による損失は計算されていないが，これらの結果は，社会における未治療うつ病患者の重大な問題を指摘するものである。

うつ病の経済的損失を定量化する試みが幾つかなされてきた。例えば，イングランド地方とウェールズ地方における研究では，うつ病の直接費用は年間約4億1,670万ポンドと推定されている（1990〜1991年の費用）。そのうち42.6％は緊急入院によるものと説明されている（Kind and Sorensen, 1993）。費用総額は，患者に対するケアも含めると35億ポンドを超えると計算されている。同様に，アメリカにおける年間のうつ病による損失は約437億ドルと計算されている。そのうち28％は直接の費用で，17％は早期の死亡によるもの，55％は長期休職と仕事における生産性の低下によるものである（Greenberg *et al.*, 1993）。うつ病による全損失の概算は，冠状動脈疾患によるもの（430億ドル）に匹敵するものであり，癌による損失（1,040億ドル）の約40％である（Judd, 1955）。

薬物療法は直接治療費用の比較的小部分を占めるに過ぎないことに注目すべきである。KindとSorensen（1993）の研究によれば，薬物療法はプライマリーケア治療費の11.3％を占めるに過ぎなかった。この数値は，新しく，高価な薬剤を導入しても15％を超えることはないだろうと結論づけている。薬理経済学的研究によれば，うつ病患者の治療費用は適切で有効な治療をすることにより減少させることが可能であるとしている（Jonsson and Bebbington, 1993; Montgomery *et al.*, 1996b; Crott and Gilis, 1998, Sclar *et al.*, 1998）。選択した治療薬の忍

容性は抗うつ薬療法の対費用効果に大きな影響を及ぼす (Montgomery and Kasper, 1995)。例えば，1年継続治療を行った患者の臨床結果によると，安価ではある一方，忍容性が低いイミプラミンよりも，ネファゾドンの年間費用は軽減されていた（Montgomery *et al.*, 1996b）。

おわりに

　うつ病は，重症でなければ急いで診療を受ける必要はないとみなされることが少なくない。この態度は明らかに不適切である。うつ病は正常な機能を重度に障害し，長期に能力低下をもたらし，ときには命に関わるような帰結をきたす。幸に早期抗うつ薬治療によって急性症状は早期に消褪し，注意深い長期治療によって再燃や再発のリスクを軽減できるようになったことは明白になっている。その結果患者の生活の質（QOL）は向上し，機能も正常化するようになった。早期に効果的な治療を受けた場合，うつ病にかかる費用も少なくて済む。にもかかわらず大部分のうつ病患者は診断されないまま治療も受けていない。うつ病をもっと認知させる必要があるし，長期にわたる機能障害に対して長期の治療管理にもっと眼を向ける必要がある。うつ病からの完全な回復を治療の最終目標とすべきである。

文 献

Agosti V, Ocepek-Welikson K. The efficacy of imipramine and psychotherapy in early-onset chronic depression: a reanalysis of the National Institute of Mental Health Treatment of Depression Collaborative Research Program. *J Affect Disord* 1997; **43(3)**: 181–6.

Angst J. Natural history and epidemiology of depression. *Current Approaches* (Eds Cobb J and Goeting N), pp. 1–11. Duphar Medical Relations: Southampton, 1990.

Angst J. How recurrent and predictable is depressive illness? In: *Long-Term Treatment of Depression* (Eds Montgomery SA and Rouillon F), pp. 1–13. John Wiley & Son: New York, 1992.

Angst J, Hochstrasser B. Recurrent brief depression: the Zurich Study. *J Clin Psychiatry* 1994; **55(Suppl)**: 3–9.

Angst J, Baastrup P, Grof P, Hippius H, Pöldinger W, Weis P. The course of monopolar depression and bipolar psychosis. *Psychiatria Neurol Neurochir* 1973; **76**: 489–500.

Angst J, Kupfer DJ, Rosenbaum JF. Recovery from depression: risk or reality? *Acta Psychiatr Scand* 1996; **93**: 413–19.

Anton SF, Robinson DS, Roberts DL, Kensler TT, English PA, Archibald DG. Long-term treatment of depression with nefazodone. *Psychopharmacol Bull* 1994; **30**: 165–9.

Appleby L, Warner R, Whitton A, Faragher B. A controlled study of fluoxetine and cognitive-behavioural counselling in the treatment of postnatal depression. *Br Med J* 1997; **314(7085)**: 932–6.

Bauwens F, Mendlewicz J, Staner L, Pardoen D. Psychosocial vulnerability factors and long-term treatment of depression: perspectives for future studies. *Proceedings of the IXth World Congress of Psychiatry*, 1994.

Bjork K. The efficacy of zimeldine in preventing depressive episodes in recurrent major depressive disorders – a double-blind placebo-controlled study. *Acta Psychiatr Scand Suppl* 1983; **308**: 182–9.

Bland RC. Epidemiology of affective disorders: a review. *Can J Psychiatry* 1997; **42**: 367–77.

Broadhead WE, Blazer DG, George LK, Tse CK. Depression, disability days, and days lost from work in a prospective epidemiologic survey. *JAMA* 1990; **264**: 2524–8.

Claghorn JL, Feighner JP. A double-blind comparison of paroxetine with imipramine in the long-term treatment of depression. *J Clin Psychopharmacol* 1993; **13(6 Suppl 2)**: 23S–27S.

Clayton PJ, Ernst C, Angst J. Premorbid personality traits of men who develop unipolar or bipolar disorders. *Eur Arch Psychiatry Clin Neurosci* 1994; **243(6)**: 340–6.

Coryell W, Keller M, Endicott J, Andreasen N, Clayton P, Hirschfield R. Bipolar II illness: course and outcome over a five-year period. *Psychol Med* 1984; **19**: 129–41.

Coryell W, Endicott J, Keller MB. Predictors of relapse into major depressive disorder in a nonclinical population. *Am J Psychiatry* 1991; **148**: 1353–8.

Crott R, Gilis P. Economic comparisons of the pharmacotherapy of depression: an overview. *Acta Psychiatr Scand* 1998; **97(4)**: 241–52.

Davis JM, Wang Z, Janicak PG. A quantitative analysis of clinical drug trials for the treatment of affective disorders. *Psychopharmacol Bull* 1993; **29**: 175–81.

Davis R, Wilde MI. Mirtazapine. A review of its pharmacology and therapeutic potential in the management of major depression. *CNS Drugs* 1996; **5**: 389–402.

Donoghue JM, Tylee A. The treatment of depression: Prescribing patterns of antidepressants in primary care in the UK. *Br J Psychiatry* 1996; **168**: 164–8.

Doogan DP, Caillard V. Sertraline in the prevention of depression. *Br J Psychiatry* 1992; **160**: 217–22.

Favavelli C, Ambronetti A, Pallanti S, Pazzagli A. Depressive relapses and incomplete recovery from index episode. *Am J Psychiatry* 1986; **143**: 888–91.

Fawcett J, Barkin RL. Efficacy issues with antidepressants. *J Clin Psychiatry* 1997; **58(Suppl 6)**: 32–9.

Frank E. Enhancing patient outcomes: treatment adherence. *J Clin Psychiatry* 1997; **58(Suppl 1)**: 11–14.

Frank E, Kupfer DJ, Perel JM, Cornes C, Jarrett DB, Mallinger AG et al. Three-year outcomes for maintenance therapies in recurrent depression. *Arch Gen Psychiatry* 1990; **47**: 1093–9.

Frank E, Prien RF, Jarrett RB, Keller MB, Kupfer DJ, Lavori PW *et al.* Conceptualization, and rationale for consensus definitions of terms in major depressive disorder: remission, recovery, relapse and recurrence. *Arch Gen Psychiatry* 1991; **48**: 851–5.

Frank E, Kupfer DJ, Perel JM, Cornes C, Mallinger AG, Thase ME *et al.* Comparison of full-dose versus half-dose pharmacotherapy in the maintenance treatment of recurrent depression. *J Affect Disord* 1993; **27(3)**: 139–45.

Freeling P, Rao BM, Paykel ES, Sireling LI, Burton RH. Unrecognised depression in general practice. *Br Med J* 1985; **290**: 1880–3.

Gelder MG. Psychiatry. In: *The Oxford Medical Companion* (Eds Walton J, Barondess JA, Lock S). Oxford University Press: Oxford, 1994.

Giles DE, Jarrett RB, Biggs MM, Guzick DS, Rush AJ. Clinical predictors of recurrence in depression. *Am J Psychiatry* 1989; **146**: 764–7.

Georgotas A, McCue RE, Cooper TB. A placebo-controlled comparison of nortriptyline and phenelzine in maintenance therapy of elderly depressed patients. *Arch Gen Psychiatry* 1989 **46:** 783–6.

Greenberg PE, Stiglin LE, Finkelstein SN, Berndt ER. The economic burden of depression in 1990. *J Clin Psychiatry* 1993; **54**: 405–18.

Guelfi JD, Lancrenon S, Pédarriosse AM, Amrein R, Stabl M. Recent clinical developments with reversible and selective monoamine oxidase inhibitors – long-term prophylactic effect of moclobemide in patients with recurrent major depression (DSM-III-R). *Neuropsychopharmacology* 1994; **10(3S/Part 1)**: 416S.

Hawley CJ, Quick SJ, Harding MJ, Pattinson H, Sivakumaran T. A preliminary study to examine the adequacy of long-term treatment of depression and the extent of recovery in general practice. *Br J Gen Prac* 1997; **47**: 233–4.

Hirschfield RMA. Guidelines for the long-term treatment of depression. *J Clin Psychiatry* 1994; **55(Suppl)**: 61–9.

Holsboer F, Barden N. Antidepressants and hypothalamic-pituitary-adrenocortical regulation. *Endocr Rev* 1996; **17**: 187–205.

Jonsson B, Bebbington PE. Economic studies of the treatment of depressive illness. In: *Health Economics of Depression* (Eds Jonsson B, Rosenbaum J). John Wiley: New York, 1993.

Judd LL. Mood disorders in the general population represent an important and world-wide public health problem. *Int Clin*

Psychopharmacol 1995; **10(Suppl 4)**: 5–10.

Kasper S. Long-term treatment of depression with antidepressants: evidence from clinical trials, prediction and practical guidelines. In: *Depression: neurobiological, psychopathological and therapeutic advances* (Eds Honig A, van Praag HM), pp. 499–518. John Wiley: Chichester, 1997.

Kasper S, Pletan Y, Solles A, Tournoux A. Comparative studies with milnacipran and tricyclic antidepressants in the treatment of patients with major depression: a summary of clinical trial results. *Int Clin Psychopharmacol* 1996; **11(Suppl 4)**: 35–9.

Keller MB, Shapiro RW, Lavori PW, Wolfe N. Relapse in major depressive disorder: analysis within the life table and regression methods. *Arch Gen Psychiatry* 1982a; **39**: 905–10.

Keller MB, Shapiro RW, Lavori PW, Wolfe N. Relaspe in major depressive disorder: analysis with the life table. *Arch Gen Psychiatry* 1982b; **39**: 911–15.

Keller MB, Lavori PW, Endicott J, Klerman GL, Coryell W. Double depression: a two-year follow-up. *Am J Psychiatry* 1983; **140**: 689–94.

Keller MB, Lavori PW, Lewis CE, Klerman GL. Predictors of relapse in major depressive disorder. *JAMA* 1983; **250**: 3299–304.

Keller MB, Shea T, Hirschfield RM, Coryell W, Endicott J, Mueller TI, Lavori PW. Time to recovery, chronicity, and levels of psychopathology in major depression. A 5-year prospective follow-up of 431 subjects. *Arch Gen Psychiatry* 1992; **49**: 809–16.

Kiloh LG, Andrews G, Neilson M. The long-term outcome of depressive illness. *Br J Psychiatry* 1988; **153**: 752–7.

Kind P, Sorensen J. The costs of depression. *Int Clin Psychopharmacol* 1993; **7**: 191–5.

Klerman GL, DiMascio A, Weissman M, Prusoff B, Paykel ES. Treatment of depression by drugs and psychotherapy. *Am J Psychiatry* 1974; **131**: 186–91.

Kocsis JH, Friedman RA, Markowitz JC, Leon AC, Miller NL, Gniwesch L, Parides M. Maintenance therapy for chronic depression. A controlled clinical trial of desipramine. *Arch Gen Psychiatry* 1996; **53**: 769–74.

Kupfer DJ. Long-term treatment of depression. *J Clin Psychiatry* 1991; **52(Suppl)**: 28–34.

Kupfer DJ, Frank E, McEachran AB, Grochocinski VJ. Delta sleep ratio. *Arch Gen Psychiatry* 1990; **47**: 1100–5.

Kupfer DJ, Frank E, Perel JM, Cornes C, Mallinger AG, Thase ME et al. Five-year outcome for maintenance therapies in recurrent depression. *Arch Gen Psychiatry* 1992; **49**: 769–73.

Lavori PW, Keller MB, Scheftner W, Fawcett J, Mueller TI, Coryell

W. Recurrence after recovery in unipolar MDD: an observational follow-up study of clinical predictors and somatic treatment as a mediating factor. *Int J Methods Psychiatr Res* 1994; **4**: 211–29.

Lecrubier Y, Pletan Y, Solles A, Tournoux A, Magne V. Clinical efficacy of milnacipran: placebo-controlled trials. *Int Clin Psychopharmacol* 1996; **11(Suppl 4)**: 29–33.

Lee AS, Murray RM. The long-term outcome of Maudsley depressives. *Br J Psychiatry* 1988; **153**: 741–51.

Lépine J-P, Gastpar M, Mendlewicz J, Tylee A on behalf of the DEPRES Steering Committee. Depression in the community: the first pan-European study DEPRES (Depression Research in European Society). *Int Clin Psychopharmacol* 1997; **12**: 19–29.

Lopéz-Ibor J, Guelfi JD, Pletan Y, Tournoux A, Prost JF. Milnacipran and selective serotonin reuptake inhibitors in major depression. *Int Clin Psychopharmacol* 1996; **11(Suppl 4)**: 41–6.

Maddox JC, Levi M, Thompson C. The compliance with antidepressants in general practice. *J Psychopharmacol* 1994; **8**: 48–53.

Maj M, Veltro F, Pirozzi R, Lobrace S, Magliano L. Pattern of recurrence of illness after recovery from an episode of major depression: a prospective study. *Amer J Psychiatry*, 1992; **149**: 6.

Maj M, Pirozzi R, Magliano L, Bartoli L. Long-term outcome of lithium prophylaxis in bipolar disorder: a 5-year prospective study of 402 patients at a lithium clinic. *Am J Psychiatry* 1998; **155(1)**: 30–5.

Mindham RH, Howland C, Shepherd M. An evaluation of continuation therapy with tricyclic antidepressants in depressive illness. *Psychol Med* 1973; **3**: 5–17.

Mindham, RH. Continuation therapy with tricyclic antidepressants in relapsing depressive illness. *Bibl Psychiatr* 1981; **160**: 49–55.

Montgomery SA. Long-term treatment of depression. *Br J Psychiatry* 1994; **26(Suppl)**: 31–6.

Montgomery SA. Efficacy in long-term treatment of depression. *J Clin Psychiatry* 1996; **57(Suppl 2)**: 24–30.

Montgomery SA. The need for long-term treatment of depression. *Eur Neuropsychopharmacol* 1997a; **7(Suppl 3)**: S309–313.

Montgomery SA. Suicide and antidepressants. *Ann N Y Acad Sci* 1997b; **836**: 329–38.

Montgomery SA, Dufour H, Brion S, Gailledreau J, Laqueille X, Ferrey G *et al*. The prophylactic efficacy of fluoxetine in unipolar depression. *Br J Psychiatry* 1988; **153(Suppl 3)**: 69–76.

Montgomery SA, Rasmussen JG. Citalopram 20 mg, citalopram 40 mg and placebo in the prevention of relapse of major depression. *Int Clin Psychopharmacol* 1992; **6(Suppl 5)**: 71–3.

Montgomery SA, Dunbar G. Paroxetine is better than placebo in relapse prevention and the prophylaxis of recurrent depression. *Int Clin Psychopharmacol* 1993; **8**: 189–95.

Montgomery SA, Bebbington PE, Cowen P, Deakin W, Freeling P, Hallström C et al. Guidelines for treating depressive illness with antidepressants. *J Psychopharmacol* 1993a; **7**: 19–23.

Montgomery SA, Racagini G, Coppen A, Bunney WE, Carlsson P, De Montigny C et al. *Eur Neuropsychopharmacol* 1993b; **3**: 153–6.

Montgomery SA, Kasper S. Comparison of compliance between serotonin reuptake inhibitors and tricyclic antidepressants: a meta-analysis. *Int Clin Psychopharamcol* 1995; **9(Suppl 4)**: 33–40.

Montgomery SA, Prost JF, Solles A, Briley M. Efficacy and tolerability of milnacipran: an overview. *Int Clin Psychopharmacol* 1996a; **11(Suppl 4)**: 47–51.

Montgomery SA, Brown RE, Clark M. Economic analysis of treating depression with nefazodone v. imipramine. *Br J Psychiatry* 1996b; **168(6)**: 768–71.

Moret C, Charvéron M, Finberg JPM, Couzinier JP, Briley M. Biochemical profile of midalcipran (F2207), 1-phenyl-1-diethylaminocarbonyl-2-aminomethyl-cyclopropane (Z) hydrochloride, a potential fourth generation antidepressant drug. *Neuropharmacology* 1985; **24**: 1211–19.

National Institute of Mental Health/National Institute of Health. Consensus Development Conference Statement. Mood disorders: prevention of recurrences. *Am J Psychiatry* 1985; **142**: 469–72.

O'Toole SM, Sekula K, Rubin RT. Pituitary-adrenal cortical axis measures as predictors of sustained remission in major depression. *Biol Psychiatry* 1997; **42**: 85–9.

Paykel ES. Historical overview of outcome of depression. *Br J Psychiatry* 1994; **165(Suppl 26)**: 6–8.

Paykel ES. Psychotherapy, medication combinations, and compliance. *J Clin Psychiatry* 1995; **56(Suppl 1)**: 24–30.

Paykel ES. Remission and residual symptomatology in major depression. *Psychopathology* 1998; **31(1)**: 5–14.

Pérez-Stable EJ, Miranda J, Muñoz RF, Ying Y-W. Depression in medical outpatients. Underrecognition and misdiagnosis. *Arch Intern Med* 1990; **150**: 1083–8.

Peselow ED, Difiglia C, Fieve RR. Relationship of dose to antidepressant prophylactic efficacy. *Acta Psychiatr Scand* 1991; **84**: 571–4.

Piccinelli M, Wilkinson G. Outcome of depression in psychiatric settings. *Br J Psychiatry* 1994; **164**: 297–304.

Prien RF, Klett CJ, Caffey EM Jr. Lithium carbonate and imipramine in prevention of affective episodes. A comparison in recurrent affective illness. *Arch Gen Psychiatry* 1973; **29(3)**: 420–5.

Prien RF, Kupfer DJ, Mansky PA. Drug therapy in the prevention of recurrences in unipolar and bipolar affective disorders. *Arch Gen Psychiatry* 1984; **41**: 1096–104.

Prien RF, Kupfer DJ. Continuation drug therapy for major depressive episodes: how long should it be maintained? *Amer J Psychiatry* 1986; **143**: 18–23.

Regier DA, Hirschfield RMA, Goodwin FK, Burke JD Jr, Lazar JB, Judd LL. The NIMH Depression Awareness, Recognition and Treatment Program: structure, aims and scientific basis. *Am J Psychiatry* 1988; **145**: 1351–7.

Rost K, Smith GR, Matthews DB, Guise B. The deliberate misdiagnosis of major depression in primary care. *Arch Fam Med* 1994; **3**: 333–7.

Robinson DS, Lerfald SC, Bennett B, Laux D, Devereaux E, Kayser A, Corcella J, Albright D. Continuation and maintenance treatment of major depression with the monoamine oxidase inhibitor phenelzine: a double-blind placebo-controlled discontinuation study. *Psychopharmacol Bull* 1991; **27**: 31–9.

Rouillon F, Serrurier D, Miller HD. Prophylactic efficacy of maprotiline on unipolar depression course. *J Clin Psychiatry* 1991; **52**: 423–31.

Rush AJ, Thase ME. Strategies and tactics in the treatment of chronic depression. *J Clin Psychiatry* 1997; **58(Suppl 13)**: 14–22.

Sclar DA, Skaer TL, Robison LM, Galin RS, Legg RF, Nemec NL. Economic outcomes with antidepressant pharmacotherapy: a retrospective intent-to-treat analysis. *J Clin Psychiatry* 1998; **59(Suppl 2)**: 13–7.

Silverstone T, McPherson H, Hunt N, Romans S. How effective is lithium in the prevention of relapse in bipolar disorder? A prospective naturalistic follow-up study. *Aust N Z J Psychiatry* 1998; **32(1)**: 61–6.

Simon GE, VonKorff M, Barlow W. Health care costs of primary care patients with recognized depression. *Arch Gen Psychiatry* 1995; **52**: 850–6.

Solomon DA, Keller MB, Leon AC, Mueller TI, Shea T, Warshaw M et al. Recovery from major depression. *Arch Gen Psychiatry* 1997; **54**: 1001–6.

Stewart JW, Tricamo E, McGrath PJ, Quitkin FM. Prophylactic efficacy of phenelzine and imipramine in chronic atypical depression: likelihood of recurrence on discontinuation after 6 months' remission. *Am J Psychiatry* 1997; **154(1)**: 31–6.

Stewart JW, Quitkin FM, McGrath PJ, Amsterdam J, Fava M, Fawcett

J et al. Use of pattern analysis to predict differential relapse of remitted patients with major depression during 1 year of treatment with fluoxetine or placebo. *Arch Gen Psychiatry* 1998; **55(4)**: 334–43.

Surtess P and Barkley C. Future imperfect: the long-term outcome of depression. *Br J Psychiatry* 1994; **164**: 327–41.

Thase ME, Buysse DJ, Frank E, Cherry CR, Cornes CL, Mallinger AG, Kupfer DJ. Which depressed patients will respond to interpersonal psychotherapy? The role of abnormal EEG sleep profiles. *Am J Psychiatry* 1997; **154**: 502–9.

Tondo L, Baldessarini RJ, Hennen J, Floris G. Lithium maintenance treatment of depression and mania in bipolar I and bipolar II disorders. *Am J Psychiatry* 1998; **155(5)**: 638–45.

Vieta E, Gasto C, Martinez de Osaba MJ, Nieto E, Canto TJ, Otero A, Vallejo J. Prediction of depressive relapse in remitted bipolar patients using corticotrophin-releasing hormone challenge test. *Acta Pscyhiatr Scand* 1997; **95**: 205–11.

Wells KB, Burnam MA, Rogers W, Hays R, Camp P. The course of depression in adult outpatients: results from the medical outcomes study. *Arch Gen Psychiatry* 1992; **49**: 788–94.

Wernicke JF, Dunlop SR, Dornseif BE, Zerbe RL. Fixed-dose fluoxetine therapy for depression. *Psychopharmacol Bull* 1987; **23(1)**: 164–8.

Wernicke JF, Bosomworth JC, Ashbrook E. Fluoxetine at 20 mg per day: the recommended and therapeutic dose in the treatment of depression. *Int Clin Psychopharmacol* 1989; **4(Suppl 1)**: 63–7.

Zis AP, Goodwin FK. Major affective disorder as a recurrent illness: a critical review. *Arch Gen Psychiatry* 1979; **36**: 835–9.

Zobel A, Yassouridis A. Hormonal response to a combined dexamethasone/corticotropin-releasing hormone (DEX/CRH) test at remission predicts medium-term outcome in depression. *Pharmacopsychiatry* 1997; **30**: 328.

索引

欧語

5-HT₂ レセプター阻害活性 27
α₂ レセプター 27
ACTH 22
CINP 3
CRH 試験 22
DEPRES 11, 31
DIS 10
Epidemiologic Catchment Area Study 32
GAS (Global Assessment Scale) 8
HAM-D 17
HPA 軸 22
NIMH Collaborative Study Group 27
NIMH 共同研究プログラム 6
SNRIs 19
SSRIs 12, 19
TCAs 12, 19

日本語

あ　行

アミトリプチリン 15, 23
アルコール依存 7
　──症 18
維持療法 4, 5, 23, 24
イミプラミン 11, 16, 20, 23
うつ病
　──相 28
　周期性── 20, 21
　重複── 18, 24
　小── 18, 31
　双極性── 6, 13, 16
　単極性（大）── 4
　反復性── 11, 23, 31
　反復性短期── 8
　非定型── 24
エピソード 3, 4, 14
エビデンス 26

か　行

回帰分析 22

回復　4, 17
家族歴　18
寛解　1, 3
　——率　21
間欠期　15
感情症状　15
完全寛解　4
気分変調症　24
急性期　4
　——治療　1, 4
恐怖症　7
緊急入院　32
経済的問題　31
軽躁病　16
継続　4
　——治療　21
　——療法期　4
口渇　29
行動精神療法　29
コホート研究　7
コモビディテイ　15, 18
コルチゾール濃度　22
コンプライアンス　19, 20, 28
　——不良　29

さ　行

サートラリン　25
再燃　1, 3, 4
再発　1, 3, 4
再発防止　16
再発予防　15, 19, 21
　——療法　25
再発率　20, 21
残遺症状　1, 14, 17
三環系抗うつ薬　1, 12, 19
地固め療法　19
自殺　7
　——企図　30
シタロプラム　20
心毒性　29
睡眠パターン　21
スティグマ　28
生産性の喪失　31
精神療法　21, 29
生物学的兆候　17
セロトニン・ノルアドレナリン
　再取り込み阻害薬　19, 26
選択的セロトニン再取り込み
　阻害薬　12, 19
双極Ⅰ型障害　22
双極Ⅱ型　28
躁転　16
躁病　16
　——相　28

た　行

対人　29
脱落　25
単極性うつ病　6
治癒　3
チューリッヒスタディ　7
長期休職　32
長期経過　13
長期治療　23
　——過程　20
　——効果　1
長期予後　17
治療用量　20
適応　17
デキサメサゾン　22
デシプラミン　24
デルタ睡眠率　21
デルタ波　21
　——率　21

転帰 4

な 行

二重盲検(比較)試験 11, 20, 26
認知 29
忍容性 1, 12
ネファゾドン 27

は 行

ハイリスク 14
パニック障害 7
パロキセチン 25
反社会的人格障害 18
反応 4
反応性 13
 ──うつ病 1
不安性障害 7, 18
フェネルジン 24
副作用 29
副腎皮質刺激ホルモン 22
物質依存 7
物質乱用歴 18
部分寛解 4
プライマリーケア医 11, 31
プライマリーケア機関 31
プライマリーケア治療費 32
プラセボ 1, 15
 ──効果 20
 ──比較試験 26
フルオキセチン 26
分泌反応 22
米国精神保健研究所共同研究
 グループ 27
併用療法 28
保険財源 31

ま 行

マネージメント 25
マプロチリン 20
慢性化 8
未治療うつ病患者 32
ミルタザピン 27
ミルナシプラン 19, 26
メタアナリシス 23

や 行

薬剤減量 19
薬物依存 7
薬理経済学的研究 32
予後不良 28
予防効果 26
予防治療 21
予防的薬剤 25
予防療法 23

ら 行

ライフイベント 14
リスク 14, 15, 21, 22
リチウム 13, 16, 27
レム睡眠 21

あとがき

　本書はヨーロッパを代表する臨床精神薬理学者の Mike Briley と Stuart Montgomery によって主催された「うつ病が完全に回復することは可能か」という表題のテーマのワークショップの成果を，Mike Briley がまとめたものである。Mike Briley 博士はフランスの Pierre Fabre 社の研究所で新しい SNRI 抗うつ薬であるミルナシプランの開発・研究等に関わり，多数のうつ病，抗うつ薬に関する著書・研究論文を発表している。Stuart Montgomery 博士は英国のロンドン大学インペリアル・カレッジ精神医学講座の名誉教授で，前ヨーロッパ精神薬理学会会長でもあり，Montgomery Asberg うつ病評価尺度（MADRS）の作成者としても知られる日本でも著名な臨床精神薬理学者である。

　本書にはうつ病の診断・治療・予後・経済的損失等について多数の現状把握と問題提起がなされている。うつ病は「こころの風邪」とも言われ，誰でもが罹る可能性があり，また診断がつき適切な治療を受ければ治り易い病気である。しかし，そこに幾つもの「落とし穴」がある。本書ではその「落とし穴」が系統的にエビデンスに基づいて述べられ，最後に「うつ病が完全に回復することは可能か」という問題提起となる。本書を読むと，長期的な展望に立ったうつ病治療をすることによって初めて「うつ病を完全に治療回復することができる」ことが提示

されている。それによる経済効果が多大であることと，日本でも大きな問題である自殺予防につながることが明示されている。

多くのうつ病患者はうつ病と診断されていない。うつ病と診断され適切な治療を受ける率は8％である（11頁）。多くのうつ病患者はその主要症状である全身倦怠感，食思不振，頭重感等を主訴に内科等のプライマリーケア医にかかる。患者も担当医もうつ病とは考えておらず，一般臨床検査で異常も無いため，それぞれ個別の症状に対して対症療法がなされるのみである。これがうつ病医療の現状である。うつ病と診断された患者も十分な抗うつ薬療法を受けることが少なく部分寛解状態の患者が多い。ある程度改善しても残遺症状を有しながら仕事をしている人も多い。5年間における完全回復率は26％（大うつ病），16％（双極性障害）である（8頁）。これが表題の「うつ病の完全な治療回復は可能か」という問いにつながる。回復を妨げている背景因子が分析され，再燃・再発を防ぐための長期的薬物療法の必要性がEBMに基づいて論証されている。そして長期の薬物療法のためには忍容性の高いSNRIやSSRI投与がその実現性を高める上で重要になってくる。即ちSNRIやSSRIの登場は「うつ病を完全に回復する」ために開発されてきた薬剤ということもできる。

2001年11月に開かれた第2回気分障害・不安障害に関する国際フォーラム（モナコ）の会場で筆者はこの本を手にし一読し，うつ病治療に大変重要な本であることを認識した。会議場に丁度編者のMike Briley夫妻もおられ，日本語版への翻訳を申し込んだ所，快諾して頂いた。帰国後，横浜市立大学医学部精神医学教室の精神薬理研究グループのメンバーに分担訳を御願いして訳ができあがった。出版までに少し時間が掛かった

が，今回出版の運びとなった。

　この本がうつ病治療の更なる進展と，多くのうつ病患者の完全回復への一助になりますことを切に願っています。出版まで根気強くサポートして頂きました星和書店編集部の方々に深く感謝申し上げます。

2004 年 12 月 25 日　横浜にて
監訳者　　山田　和夫

訳者（執筆順）

山田和夫（やまだ かずお）
東洋英和女学院大学人間科学部教授・横浜クリニック院長

伊藤導智（いとう みちのり）
さいとうクリニック

後藤健一（ごとう けんいち）
横浜南共済病院神経科部長

井上陽子（いのうえ ようこ）
医療法人社団清心会藤沢病院

塩崎一昌（しおざき かずまさ）
横浜市立大学医学部附属病院神経科講師

春原善治（すのはら よしはる）
医療法人弘徳会愛光病院

藤代　潤（ふじしろ じゅん）
医療法人弘徳会愛光病院

細島英樹（ほそじま ひでき）
横浜市立大学医学部附属市民総合医療センター精神医療センター

三木和平（みき かずひら）
三木メンタルクリニック院長

監訳者略歴

山田和夫（やまだ かずお）
1981年　横浜市立大学医学部卒業
1990年　医学博士
1991年　国立横浜病院精神科医長
1993年　横浜市立大学医学部附属病院神経科講師
2000年　横浜市立大学医学部附属市民総合医療センター
　　　　精神医療センター部長・助教授
2002年　東洋英和女学院大学人間科学部教授
2003年　和楽会横浜クリニック院長（兼任）

専門は気分障害・不安障害に関する臨床精神薬理学，文化精神医学（病跡学，比較文化精神医学）。前厚生労働省感情障害研究班班員，日本薬物療法（薬物治療アルゴリズム作成）研究会幹事，日本うつ病学会監事，Bipolar Disorder 研究会監事，日本病跡学会理事・編集委員，多文化間精神医学会理事・執行委員他。
著書：『抗うつ薬の選び方と使い方』（編著，南江堂，2004），『気分障害の診療学：双極性障害の薬物療法』（共著，中山書店，2004），『気分障害の治療アルゴリズム』（共著，じほう，2004），『今日の治療指針2004：難治性うつ病』（共著，医学書院，2004）他。

うつ病の完全な治療回復は可能か

2005年2月25日　初版第1刷発行

編　　者　Mike Briley
監訳者　山　田　和　夫
発行者　石　澤　雄　司
発行所　㈱星和書店
　　　　〒168-0074　東京都杉並区上高井戸1-2-5
　　　　電話　03(3329)0031（営業部）／(3329)0033（編集部）
　　　　FAX　03(5374)7186

ⓒ2005　星和書店　　Printed in Japan　　　　　　ISBN4-7911-0565-6